DMSO für Anfänger

Heilen mit DMSO. Das verborgene Heilmittel, das Schmerzen lindert und Entzündungen heilt!

Vera Sauer

Inhaltsverzeichnis

Vorwort

Es gibt immer wieder Entdeckungen und Erfindungen mit großem Potential. Entdeckungen, die die Welt verändern können. Die aber leider nicht in das Konzept mächtiger Interessengruppen passen und die darum keine Chance haben, der breiten Masse zugänglich gemacht zu werden. So ist es auch mit DMSO. DMSO steht für Dimethylsulfoxid. Es handelt sich um eine seit Langem bekannte Chemikalie, die ohne Weiteres das Potential hätte, zum Schweizer Taschenmesser der Medizin zu werden. Es gibt kaum eine andere Substanz mit einem so erstaunlich vielseitigen Wirkungsspektrum bei der Bekämpfung aller möglichen Krankheiten. Schon seit den sechziger Jahren des zwanzigsten Jahrhunderts wissen Ärzte von der Wirksamkeit von DMSO. Es wurden unzählige Studien durchgeführt, doch die amerikanische Food and Drug Administration verbot das Mittel unter fadenscheinigen Vorwänden. Seitdem darf an DMSO nicht mehr geforscht werden und das Mittel zumindest in den USA von Ärzten nicht mehr zur Behandlung von Patienten benutzt werden.

Dabei könnte DMSO Millionen von Menschen helfen. Es hilft bei Arthritis, Schmerzen aller Art, Krampfadern und es wirkt abschwellend, antientzündlich, schmerzlindernd und antibakteriell. Zudem hilft DMSO, Viren zu inaktivieren, und es kann die Wirkung anderer Arzneimittel verstärken. Dabei ist DMSO billig in der Herstellung und frei von irgendwelchen Patenten, da die Substanz schon seit 1865 bekannt ist und in großen Mengen als Nebenprodukt bei der Herstellung von Papier anfällt.

Der Verdacht ist naheliegend, dass gerade darum einflussreiche Kreise aus der Pharmaindustrie und dem medizinischen Establishment an einem breiten Einsatz des DMSO nicht interessiert sind, weil es damit nicht viel Geld zu verdienen gibt.

Zum Glück sind die Forschungsergebnisse zum Thema DMSO frei zugänglich und die Chemikalie selbst ist in Deutschland zwar nicht als Medikament, aber ohne große Umstände über den Chemikalienhandel zu beziehen. Dieses Buch hat das Ziel, das Wissen über die erstaunlichen Wirkungen von DMSO weiterzuverbreiten und möglichst vielem Menschen zugänglich zu machen. Sie erfahren in diesem Buch, wo Sie DMSO beziehen können, was es bei der Lagerung und dem Einkauf zu beachten gilt und wogegen oder wofür das Mittel eingesetzt werden kann und was es bei der Anwendung zu beachten gibt.

Dieses Buch richtet sich an Einsteiger, die noch keine Erfahrung mit dem Einsatz von DMSO haben und für die die Anwendung dieses Heilmittels Neuland ist.

Es wäre großartig, wenn dieses Buch dazu beitragen könnte, dieses unglaublich vielseitige Heilmittel wieder populär zu machen und ihm die Bedeutung zurückgibt, die es haben könnte, wenn sein Einsatz nicht von bestimmten Interessengruppen seit vierzig Jahren unterdrückt werden würde.

1. Was ist DMSO?

DMSO ist eine eher weniger spektakuläre Substanz. Es handelt sich um ein Lösungsmittel mit dem vollständigen Namen Dimethylsulfoxid. Diese Chemikalie ist schon seit weit über 100 Jahren bekannt und fällt als Nebenprodukt bei der Herstellung von Papier an. DMSO ist ein ausgezeichnetes Lösungsmittel. Es verbindet sich nämlich mit Fetten wie auch mit Wasser gleichermaßen gut. Man bezeichnet das als bipolar und diese Eigenschaft sorgt dafür, dass es in der Industrie sehr vielseitig verwendet werden kann. Beispielsweise für Reinigungsaufgaben wie das Entfetten von Metallen.

Der Geschmack von Dimethylsulfoxid wird als bitter beschrieben. Dimethylsulfoxid löst sich sehr gut in Wasser, dabei kommt es dann zu einer erheblichen Erwärmung des Gemisches.

In reinem Zustand ist Dimethylsulfoxid eine weitgehend geruchlose Flüssigkeit. Wenn es länger gelagert wurde oder Verunreinigungen enthält, nimmt DMSO einen charakteristischen Geruch an, der als lauch- oder knoblauchartig beschrieben wird. Schon bei ca. 18 Grad gefriert DMSO und tritt dann in einen festen Zustand über, in dem es durchsichtige Kristalle bildet.

Der Geschmack von Dimethylsulfoxid wird als bitter beschrieben. Dimethylsulfoxid löst sich sehr gut in Wasser, dabei kommt es dann zu einer erheblichen Erwärmung des Gemisches. Gute Löslichkeit von DMSO besteht insbesondere auch in verschiedenen organischen Lösungsmitteln. DMSO ist brennbar und bildet ab 88 Grad entzündliche Dampf-Luftgemische. Bei 189 Grad beginnt DMSO zu sieden, wobei es sich dabei explosionsartig zersetzen kann. Es ist also keinesfalls ratsam, den Stoff stärker zu erwärmen, wenn man keine explosive Überraschung erleben will. Die Zersetzung wird durch Säuren oder Basen katalysiert, so dass diese schon bei wesentlich niedrigeren Temperaturen relevant werden kann.

In hohen Dosen ist DMSO ein Nerven- und Zellgift und kann zu schweren Vergiftungserscheinungen führen. Besonders Nerven, Leber und Nieren können durch DMSO in hohen Dosen schwer geschädigt werden.

2. DMSO: Geschichtlicher Hintergrund

DMSO ist keineswegs eine neue Entdeckung. Schon im Jahr 1866 entdeckte der russische Wissenschaftler und Chemiker Dr. Alexander Michailowitsch Saizew (1841 – 1910) den Stoff Dimethylsulfoxid (DMSO) mit der chemischen Formel C2H6OS. Saizew und sein Team begannen den neuentdeckten Stoff in zahlreichen Versuchsreihen zu erforschen und machten dabei die Entdeckung, dass DMSO sich mit allen möglichen anderen Chemikalien hervorragend kombinieren ließ. Ansonsten roch die Flüssigkeit etwas nach Knoblauch, fühlte sich eher ölig an und erinnerte ein wenig an Petroleum. Es war naheliegend, DMSO als Lösungsmittel zu verwenden. Auch über einen Einsatz der neuentdeckten Chemikalie als Frostschutzmittel, Entfetter und Farbverdünner machten sich Saizew und sein Team schon damals Gedanken. Saizew veröffentlichte seine Erkenntnisse zu DMSO in einem kleinen, wenig bekannten, deutschen Chemie-Journal und wendete sich dann anderen Dingen zu. Später wurde er Präsident der Russischen Physikalisch-Chemischen Gesellschaft. DMSO geriet schnell in Vergessenheit und in den nächsten Jahrzehnten beschäftigte sich niemand mehr mit der Substanz.

Erst über 80 Jahre später, nach dem zweiten Weltkrieg, geriet DMSO erneut in das Visier der Forscher. 1948 wurden die Forschungen an Anwendungen für DMSO wieder aufgenommen und 1956 entdeckten Wissenschaftler in Großbritannien, dass DMSO über eine weitere, bemerkenswerte Eigenschaft verfügte: DMSO konnte als eine Schutzflüssigkeit beim Einfrieren von roten Blutkörperchen und anderen Zellen und Gewebeproben verwendet werden.

2.1. DMSO wird als Medikament entdeckt

94 Jahre nach seiner Entdeckung fand man endlich den therapeutischen Nutzen von DMSO. 1960 entdeckte der amerikanische Chir-

urg Dr. Stanley Jacob von der Oregon Health Sciences University in Portland, dass DMSO weit mehr kann, als als Frostschutzmittel für eingefrorene Zellen zu dienen.

Jacob war auf der Suche nach einem guten Konservierungsmittel für Organe, die zur Transplantation vorgesehen waren. Dabei experimentierte er auch mit DMSO. Dabei kam es zu einem kleinen, aber dennoch folgenschweren Zwischenfall: Jacob goss sich aus Versehen etwas DMSO über die Hand. Dabei machte er eine eigentümliche Entdeckung: Wenige Sekunden nach dem Hautkontakt bemerkte einen seltsamen Geschmack auf seiner Zunge. Zunächst beschrieb er den Geschmack als an Austern erinnernd, danach wurde der Geschmack stechender und erinnerte ihn direkt an den charakteristischen, etwas stechenden, knoblauchartigen Geruch von DMSO.

Für dieses Phänomen, so folgerte Jacob, konnte es nur eine Erklärung geben: Offensichtlich war der Stoff in kürzester Zeit in die Haut eingedrungen und dann in die Blutbahn gelangt, wo er sich in kürzester Zeit im ganzen Körper verteilt hatte, so dass der Geschmack plötzlich wahrnehmbar wurde. Jacob war der Ansicht, dass dieses Phänomen in jedem Fall weiter erforscht werden sollte.

Parallel machte auch der amerikanische Chemiker Dr. Robert Herrschler seine Erfahrungen mit DMSO. Herrschler arbeitete als Chef der Forschungsabteilung bei der Crown Zellerbach Corporation, einer seinerzeit bedeutenden amerikanischen Papierfabrik. Er untersuchte dort die Löslichkeit von hochgiftigen Pflanzenschutzmitteln in DMSO. Bei einem seiner Experimente geschah ihm das gleiche Missgeschick wie Jacob, und er goss sich ebenfalls etwas DMSO über die Haut. Allerdings war diesmal ein hochgiftiges Pflanzenschutzmittel in dem DMSO gelöst. Auch bei Herrschler durchdrang das DMSO sofort die Haut und gelangte in die Blutbahn. Das giftige Pflanzenschutzmittel wurde dabei von dem DMSO quasi „mitgenommen" und gelangte ebenfalls in die Blutbahn, was Herrschler sofort zu spüren bekam. Es stellten sich sofort Gesundheitsstörungen wie Atemnot und Bewusstseinstrübungen ein. Zum Glück war die Dosis des Giftes nicht allzu hoch, sodass Herrschler durch sein unfreiwilliges Experiment keine bleibenden Schäden davontrug.

Herrschler stieß auf die wissenschaftliche Arbeit Jacobs und die beiden nahmen miteinander Kontakt auf und arbeiteten jetzt zusammen an der weiteren Erforschung von DMSO. Die Zusammenarbeit von Jacobs und Herrschler gab der weiteren Erforschung des Stoffs einen deutlichen Schub nach vorne und die beiden gewannen eine Fülle von neuen Erkenntnissen. Sie erforschten DMSO zunächst weiter an Pflanzen und Tieren und stellten auch dort fest, dass DMSO mühelos in das Gewebe eindringen und dabei verschiedenste Stoffe transportieren konnte. Schließlich machten sie auch weitere Versuche mit Menschen. Sowohl an Patienten als auch an sich selbst. Dabei stellte sich heraus, dass DMSO noch eine ganze Reihe von weiteren Wirkungen hatte: Es wirkt lindernd bei Kopfschmerzen, Schnupfen, Nebenhöhlenentzündungen, Verstauchungen und rheumatischen Beschwerden. Immer wenn die betroffenen Körperstellen mit einer DMSO-Lösung eingerieben wurden, stellte sich binnen kurzer Zeit ein deutlicher Rückgang der Beschwerden ein.

Erfreulicherweise schien DMSO auch keine weiteren Nebenwirkungen zu haben. Einzig und allein der seltsame Geschmack nach der Anwendung sowie gelegentlich auftretende, vorübergehende Hautausschläge wurden an Nebenwirkungen bei der Anwendung von DMSO beobachtet. Die Sache schien somit ausgesprochen vielversprechend zu sein. Jacob und Herrschler forschten systematisch weiter an möglichen Anwendungsgebieten für DMSO und sie kamen aus dem Staunen nicht mehr heraus:

DMSO konnte Schmerzen lindern, Bakterienwachstum bremsen, Narbengewebe weichmachen, die Durchblutung verbessern und schließlich die Wirkung anderer Arzneimittel verstärken. Es schien so, als hätten die beiden Forscher so etwas wie ein Schweizer Taschenmesser der Medikamente entdeckt.

2.2. Kontroverse: DMSO als Medikament und die FDA (Food and Drug Administration)

Herrschler und Jacob führten zahlreiche Selbstversuche und Patientenversuche durch. Dennoch stießen Sie mit ihren Forschungen in der Fachwelt auf Skepsis. Viele andere Wissenschaftler waren der Ansicht, dass die Befunde trotz der erfolgten Versuche nicht ausreichend abgesichert und belegt waren. Außerdem herrschte noch Skepsis wegen der Nebenwirkungen. Man befürchtete, dass DMSO womöglich doch noch weitere, unerkannte Nebenwirkungen haben könnte, die einfach noch nicht bemerkt worden waren.

Man muss dabei bedenken, dass es erst wenige Jahre zuvor zum Contergan-Skandal gekommen war. Damals hatte die deutsche Pharmafirma Grünenthal den Wirkstoff Thalidomid entdeckt und festgestellt, dass es sich um ein hervorragendes Schlafmittel handelte. Das Präparat schien sicher zu sein und keine Nebenwirkungen zu haben und obendrein versprach der Verkauf hohe Gewinne. Der weitere Verlauf der Geschichte ist den meisten Lesern wahrscheinlich noch bekannt: Es stellte sich heraus, dass Contergan bei Schwangeren schwerste Missbildungen an den ungeborenen Kindern verursachte. Dabei kamen weltweit etwa 5.000 bis 10.000 geschädigte Kinder auf die Welt. Zudem kam es zu einer unbekannten Zahl von Totgeburten. Anfang 2016 gab der Bundesverband Contergan-Geschädigter auf seiner Internetseite an, dass in Deutschland noch etwa 2.400 Contergan-Geschädigte leben. Die Erinnerung an diesen Skandal war noch recht frisch, als Herrschler und Jacob ihre DMSO-Forschungen betrieben und die Öffentlichkeit war ebenso wie die Behörden für das Thema sensibilisiert.

Es war zudem auch unklar, auf welche Weise DMSO seine zahlreichen Wirkungen im menschlichen Körper entfaltete.

Im Jahr 1965 kam es dann im Rahmen einer Studie zu einem folgenschweren Zwischenfall. Eine Frau, die mit DMSO behandelt wurde, starb an einer allergischen Reaktion. Es fand leider keine Autopsie statt, so dass keine wirklich abschließenden Erkenntnisse darüber gewonnen werden konnten, ob der Tod der Frau nun unmittelbar durch die Anwendung des DMSO verursacht wurde, oder ob der allergische Schock womöglich auf etwas ganz anderes oder eine Wechselwirkung verschiedener Medikamente zurückzuführen war.

Für die amerikanische Lebensmittel- und Arzneibehörde FDA (Food and Drug Administration) war dies jedoch Grund genug, die Studie abzubrechen und die weitere Anwendung von DMSO zu verbieten. Dieses Totalverbot wurde im Jahr 1978 von der FDA gelockert, in dem DMSO zur Behandlung von schmerzhaften Harnblasenentzündungen – und nur dafür – wieder zugelassen wurde. Alle anderen Anwendungen von DMSO sind weiterhin verboten, und Ärzte, die Patienten trotzdem damit behandeln, verstoßen damit in den USA gegen das Gesetz.

Nur einigen wenigen Forschern erteilte die FDA Sondergenehmigungen für die Arbeit mit DMSO und die weitere wissenschaftliche Erforschung der Substanz.

2.3. DMSO in Deutschland

Auch in Deutschland hatte man in den sechziger Jahren die Forschung in den USA aufmerksam verfolgt. Nach dem Verbot durch die FDA erlosch allerdings auch in Deutschland das Interesse an DMSO und es gab für lange Zeit keine praktische Anwendung der Substanz. Das sollte sich erst im Jahr 1982 ändern, als in Deutschland unter dem Namen „Dolobene" eine DMSO-haltige Sportsalbe auf den Markt kam. Diese ist unter dem Namen Dolobene bis heute von verschiedenen Herstellern als Gel erhältlich. Das Gel enthält jedoch nur 15 Prozent DMSO und als zweiten Wirkstoff Heparin. Salben und andere Anwendungen mit mehr als 15 Prozent DMSO sind in Deutschland rezeptpflichtig und müssen vom Arzt verschrieben werden. Neben der klassischen Dolobene mit DMSO gibt es auch noch in Österreich ein weiteres Präparat namens Dolobene Ibu. Dieses Produkt enthält jedoch kein DMSO und hat als Wirkstoff das Schmerzmittel Ibuprofen.

Immerhin: DMSO ist noch erhältlich. Und in einigen Nachbarländern Deutschlands sind auch deutlich höhere Konzentrationen als 15 Prozent rezeptfrei erhältlich.

Allerdings ist die Apotheke heutzutage die optimale Quelle, um DMSO einzukaufen. Wer sich eine spezielle Salbe oder ein Gel anmischen will, sollte dabei auf den Gang zur Apotheke setzen. In Kapitel sechs erfahren Sie, welche alternativen Bezugsmöglichkeiten für DMSO es in Deutschland gibt.

DMSO ist die Abkürzung von Dimethylsulfoxid, eine natürliche organische Schwefelverbindung und ein vielseitiges chemisches Lösungsmittel, das bei der Holzverarbeitung als Nebenprodukt der Zellstoffherstellung entsteht und bei verschiedenen Erkrankungen eine positive pharmakologische Wirkung entfalten kann. So kann eine Behandlung mit DMSO bei Entzündungs- und Schmerzzuständen wie z. B. der chronisch-entzündlichen Darmerkrankung Colitis ulzerosa, bei Arthrosen, Arthritis und Erkrankungen aus dem rheumatischen Formenkreis (Sklerodermie, rheumatoide Arthritis) zum Einsatz kommen sowie bei chronischen Blasenentzündungen (interstitieller Zystitis), Nasennebenhöhlen-, Schilddrüsenentzündungen und bei vielen Erkrankungen. Auch als sogenanntes Antioxidans zur Stärkung der Zellen vor freien Radikalen und gegen schädliche Umwelteinflüsse kann DMSO zum Einsatz kommen.

Die Therapie mit DMSO gilt als unkompliziert und kann sowohl äußerlich erfolgen in Form von Cremes oder Salben oder innerlich durch Spritzen oder durch die orale Einnahme von Tropfen. Bei einer Behandlung mit DMSO sollte immer auf die richtige Dosierung geachtet werden, denn eine Überdosierung kann zu Nebenwirkungen wie beispielsweise Hautreizungen, Hautausschlägen und Hautbrennen, Blasenbildung, allergischen Reaktionen, Schwindel, Kopfschmerzen, Übelkeit und Erbrechen führen. Außerdem können auch bei richtiger Dosierung unerwünschte Wirkungen auftreten, wie z. B. ein unangenehmer, aber vorübergehender Knoblauchgeruch. Um keine Fehler bezüglich der Dosierung von DMSO zu machen, wurden Richtlinien für die DMSO-Konzentrationen und entsprechenden Anwendungsbereiche erstellt.

2.4. Eine Verschwörung der Pharma-Industrie

Warum wird DMSO nicht zugelassen? Warum wird dieses vielseitig verwendbare Medikament praktisch seit über vierzig Jahren von der Anwendung ausgeschlossen? Kann es sein, dass einflussreiche Kreise der Pharmaindustrie und des medizinischen Establishments schlicht nicht wollen, dass dieses Medikament nicht zur Anwendung kommt? Es mag etwas zu dick aufgetragen sein, von einer Verschwörung zu reden. Allerdings ist DMSO tatsächlich für die Pharmaindustrie nicht besonders attraktiv. Zum einen ist die Substanz seit Mitte des 19. Jahrhunderts bekannt und somit nicht patentierbar, da es sich um eine Neuentdeckung handelt.

Dann ist es so, dass es schwer ist, mit DMSO Doppelblindstudien durchzuführen, um die Wirkung wissenschaftlich einwandfrei zu belegen. Bei einer Doppelblindstudie wird einem Kreis von Versuchspersonen entweder ein Medikament oder ein Placebo verabreicht. Weder Versuchspersonen noch Wissenschaftler wissen vorher, wer ein Placebo und wer ein echtes Medikament erhalten hat. Bei DMSO ist das schwierig zu realisieren, da sich bei einem Medikament, das DMSO enthält, der charakteristische Knoblauch/Austern-Geruch und Geschmack einstellt.

Dieser Geruch und Geschmack macht es auch schwer, das Medikament zu vermarkten, da viele Verbraucher dadurch irritiert werden können.

Natürlich hat DMSO aus Sicht der Pharmaindustrie auch noch andere, unattraktive Eigenschaften: Es ist nicht nur nicht patentierbar, es ist zudem billig und hätte das Potential, zu zahlreichen anderen Produkten der Pharmaindustrie in Konkurrenz zu treten, vor allem bei

Schmerzmitteln und entzündungshemmenden Medikamenten, die ja einen sehr großen Markt darstellen.

DMSO wirkt auch auf andere Weise, als es Ärzte und Pharmaindustrie gewohnt sind. Normalerweise wird ein Medikament immer jeweils gegen eine spezifische Krankheit entwickelt. DMSO passt nicht in dieses Konzept, da es aufgrund seiner enormen Wirkungsbandbreite, die wahrscheinlich immer noch nicht vollständig ausgeschöpft ist, einen völlig anderen Ansatz verfolgt.

Nachdem DMSO nun einmal aus dem Verkehr gezogen ist und es seitens der Pharmaindustrie kein großes Interesse gibt, an diesem Zustand etwas zu ändern, müssen wir leider davon ausgehen, dass es bis auf weiteres dabei bleibt.

Zum Glück müssen wir nicht darauf warten, bis die Pharmaindustrie ihre Blockadehaltung gegenüber DMSO aufgibt. Glücklicherweise ist es nicht schwer, DMSO zu erwerben. Und erfreulicherweise ist es auch nicht allzu schwer, DMSO selbst anzuwenden. Darum dieses Buch: Damit Sie die Sache selbst in die Hand nehmen können und sich selbst ein Bild von der Wirkung des DMSO aus erster Hand machen können.

3. DMSO: Wirkungen von Dimethylsulfoxid

DMSO ist eine Art Schweizer Taschenmesser der Pharmazie: Es hat eine erstaunliche Bandbreite an Wirkungen, die ihm nachgesagt werden. DMSO ist entzündungshemmend (antiphlogistisch und antiinflammatorisch), es ist schmerzlindernd (analgetisch), es stillt Juckreiz, wirkt abschwellend und gefäßerweiternd.

Es hat eine wundheilungsfördernde Wirkung, wirkt muskelentspannend und ist sowohl antibiotisch (gegen Bakterien) und antiviral (gegen Viren) wirksam. Schließlich wird DMSO außerdem auch eine antimykotische Wirkung (gegen Pilzbefall) und eine entwässernde Wirkung nachgesagt.

DMSO hat die erstaunliche Fähigkeit, die Haut in kürzester Zeit zu durchdringen und gelangt so sehr schnell direkt in den Blutkreislauf und mit diesem in jede Zelle des menschlichen Körpers. DMSO ist dabei eine ausgezeichnete Trägersubstanz für andere Arzneimittel, die es sozusagen „Huckepack" transportiert und auf diese Weise in kürzester Zeit an ihren Einsatzort bringen kann. Wie genau die Wirkungsweise von DMSO in allen Einzelheiten funktioniert, ist bis heute noch nicht bis in das letzte Detail erforscht.

Weil DMSO diese erstaunliche Eigenschaft besitzt, andere Arzneimittel durch die menschliche Haut in die Blutbahn zu transportieren, eignet es sich sehr gut für Kombinationspräparate aller Art.

Seine vielseitigen Wirkungen machen DMSO besonders geeignet für Hauterkrankungen, Schmerzen und Entzündungen aller Art, degenerative Erkrankungen wie Rheuma oder Arthritis und nicht zuletzt auch als sogenanntes Antioxidans, mit dem Zellen gezielt gegen freie Radikale und schädliche Umwelteinflüsse geschützt werden sollen.

Mediziner sprechen von degenerativen Erkrankungen bei funktionellen Veränderungen einer Zelle, von Gewebe und Organen oder des gesamten Organismus, die eine Verschlechterung darstellen. Dies kann auch ein Absterben des Gewebes (Nekrose) oder einen Gewebeschwund (Atrophie) umfassen. Aufgrund seiner Wirkung bei durch freie Radikale verursachten Zellschäden, könnte DMSO auch bei der Behandlung von Krebserkrankungen interessant sein. Sehen wir uns noch einmal die wesentlichen Wirkungen von DMSO im Überblick an:

3.1. Wirkungen von DMSO im Überblick

- Entzündungshemmende Wirkung

- Schmerzstillende und juckreizhemmende Wirkung

- Abschwellende und muskelentspannende Wirkung

- Wundheilungsfördernde Wirkung

- Gefäßerweiternde Wirkung

- Freie und giftige Radikale bindend, schützende Wirkung vor schädigenden Umwelteinflüssen und Toxinen

- Gegen Bakterien, Pilze und Viren wachstumshemmende Wirkung

3.2. DMSO: Nebenwirkungen

Risiken und Nebenwirkungen gibt es bei jedem Medikament. Und so kann es auch bei der Anwendung von DMSO geschehen, dass es zu unerwünschten Effekten kommt. Diese Nebenwirkungen halten sich aber im Rahmen und sind nicht größer als bei vielen anderen, frei verkäuflichen Arzneimitteln auch. Normalerweise sind bei der Anwendung von DMSO bei richtiger Dosierung und sachgemäßem Umgang keine Nebenwirkungen zu erwarten. Es kann allerdings zu einem unangenehmen, aber vorübergehenden Geruch nach Austern, Knoblauch oder Meeresalgen kommen. Eventuell wird dieser Geruch von einem selbst nicht, wohl aber von den Menschen in der Umgebung wahrgenommen, ähnlich wie es auch bei Knoblauch der Fall ist.

Bei einer starken Überdosierung von DMSO kann es jedoch zu ernsthaften Nebenwirkungen bis hin zu regelrechten Vergiftungserscheinungen kommen, bei denen Hautreizungen, Ausschläge, Hautbrennen, Blasenbildung, allergische Reaktionen, Ödeme, starker Juckreiz, Kopfschmerzen, Gleichgewichtsstörungen, Übelkeit, Erbrechen sowie Bauchkrämpfe auftreten.

Wird DMSO auf dem intravenösen Weg verabreicht, so kann es in sehr seltenen Fällen zu einer Hämolyse kommen, Bei einer Hämolyse kommt es zu einer Auflösung oder Zerstörung der roten Blutkörperchen.

Doch wie gesagt, bei einer sachgemäßen Anwendung und richtiger Dosierung ist mit solchen Erscheinungen im Normalfall nicht zu rechnen.

3.3. DMSO: Indikationen/Anwendungsgebiete

Das Haupteinsatzgebiet von DMSO ist die Therapie von Schmerzen, Schwellungen, Verstauchungen und Entzündungen. Die chronische Blasenentzündung (interstitielle Zystitis) ist die einzige Indikation für eine Behandlung mit DMSO, die bisher von der FDA zugelassen wurde. Aber auch bei Schleimbeutelentzündungen (Bursitis), Schädigung von Knorpelgewebe an Gelenken durch Verschleiß (Arthrose) und Gelenkentzündungen (Arthritis), die mit starken Schmerzen und Schwellungen einhergehen können, kann eine Behandlung mit DMSO eine positive Wirkung entfalten und für einen schnelleren Heilungsprozess sorgen. DMSO kann aber noch bei vielen weiteren Indikationen eingesetzt werden, wie folgender Überblick zeigt.

Konkrete Anwendungen für DMSO im Überblick

Werfen wir einen Blick auf die zahllosen Anwendungsmöglichkeiten von DMSO. Hier ein Überblick in alphabetischer Reihenfolge:

- Akne: DMSO kann bei äußerlicher Anwendung zu einer deutlichen Verbesserung bis hin zum vollständigen Abheilen von Akne führen.

- Allergien: DMSO kann gegen Allergien sowohl äußerlich (bei Hautreizungen und Schwellungen) als auch innerlich angewendet werden.

- Aphten: Aphten sind kleine schmerzhafte Geschwüre, die sich spontan an der Zungen oder in der Mundhöhle bilden können und deren genaue Entstehung ungeklärt ist. Mit DMSO eingepinselt, bilden sie sich genauso spontan zurück, wie sie entstehen.

- Arteriosklerose: Arteriosklerose, die gefürchtete Arterienverkalkung kann sich durch innerliche Anwendung von DMSO tatsächlich zurückzubilden.

- Arthritis/Arthrose: Entzündliche und degenerative Erkrankungen der Gelenke sind geradezu ein klassisches Anwendungsgebiet für DMSO. Schon zu Beginn der Erforschung in den sechziger Jahren des zwanzigsten Jahrhunderts wurden hiermit DMSL erstaunliche Erfolge erzielt.

- Atemwegsinfektionen: Innerlich angewendet kann DMSO helfen, Atemwegserkrankungen zu lindern oder zu heilen.

- Augenerkrankungen: DMSO ist sehr vielseitig. So kann es auch als Augentropfen eingesetzt werden, um verschiedene Augenerkrankungen zu behandeln. Als Augentropfen wird DMSO in einer stark verdünnten Lösung verwendet.

- Bänderriss: Bei allen Erkrankungen des Bewegungsapparates ist DMSO einsetzbar. So auch beim Bänderriss. Nicht umsonst verwendet man die Substanz auch zur Behandlung von verletzten Rennpferden – mit großem Erfolg.

- Bandscheibenprobleme: Wie bei allen anderen degenerativen Knochen- und Gelenkerkrankungen kann DMSO auch bei Bandscheibenproblemen zumindest für Linderung sorgen.

- Bauchspeicheldrüsenentzündung: Die Bauchspeicheldrüsenentzündung ist zurecht gefährlich, denn es handelt sich um eine ernste Erkrankung. Doch auch hier kommt das stark entzündungshemmende Potential des DMSO zur Anwendung und kann die Pankreatitis in erstaunlich kurzer Zeit deutlich verbessern.

- Biss: Bei Bissverletzungen durch alle möglichen Tiere unterstützt DMSO aktiv die Wundheilung und sorgt für einen rascheren Heilungsverlauf.

- Borreliose

- Blasenentzündung: Die Blasenentzündung ist die einzige Erkrankung, für die DMSO sogar von der amerikanischen Food and Drug Administration (FDA) zugelassen worden ist.

- Blockaden: Auch bei Borreliose soll DMSO eine positive Wirkung haben. Ob wegen der antibakteriellen und virushemmenden Wirkung oder wegen seiner antientzündlichen Wirkung ist noch unklar. Fakt ist, dass es wirkt.

- Kortisontherapie: Bei der Kortisontherapie kommt die wirkungsverstärkende Wirkung des DMSO zum Tragen, so dass man mit einer geringeren Kortisondosis die gleiche Wirkung erzielen kann wie mit einer weitaus höheren Dosis ohne gleichzeitige Anwendung von DMSO.

- Darmerkrankung, chronisch: Bei innerlicher Anwendung ist DMSO auch zur Anwendung bei chronisch entzündlichen Darmerkrankungen wie beispielsweise Zöliakie und Morbus

Crohn geeignet.

- Durchblutungsstörungen: Aufgrund seiner gefäßerweiternden Wirkung ist DMSO gut zur Behandlung von Durchblutungsstörungen geeignet.

- Entzündung, akut (z. B. Schleimbeutelentzündung): Entzündliche Erkrankungen aller Art sind eine der Haupteinsatzgebiete von DMSO. So kann eine akute Schleimbeutelentzündung durch äußerliches Einreiben des betroffenen Gelenks mit DMSO schon nach 20 Minuten deutlich gelindert werden.

- Frostbeulen, Frostschäden, Erfrierungen (erfrorene, schon schwarz verfärbte Hände und Füße werden dadurch wieder gerettet)

- Fersensporn

- Fußprobleme

- Gelenkentzündung: DMSO ist bei äußerlicher Anwendung zur Behandlung von akuten und chronischen Gelenkentzündungen aller Art geeignet.

- Gicht: Auch bei der Gicht handelt es sich letztlich um eine entzündliche Erkrankung. Daher sollte es niemanden verwundern, wenn DMSO auch hier zur Anwendung kommt und mit Erfolg zur Behandlung von Gicht eingesetzt wird.

- Gürtelrose: Weniger bekannt ist die virushemmende Wirkung von DMSO. Damit ist es auch zur Behandlung der Gürtelrose und von Herpes einsetzbar, die beide vom Virus Herpes Zoster Simplex hervorgerufen werden.

- Halsentzündungen: Hals- und Rachenentzündungen können ebenso wie Mandelentzündungen durch Gurgeln mit DMSO-Lösung behandelt werden.

- Harnwegsinfektion: Eine der wenigen offiziell zugelassenen

Anwendungen von DMSO (innerliche Anwendung).

- Hauterkrankungen: Ekzeme, Rötungen, Schwellungen, Hautpilze – DMSO äußerlich angewendet hilft bei fast allen Hauterkrankungen.

- Hypertonie/erhöhter Blutdruck: Durch seine gefäßerweiternde Wirkung hat DMSO auch gleichzeitig eine blutdrucksenkende Wirkung.

- Infarkte: Bei Infarkten aller Art kommt die durchblutungsfördernde und gefäßerweiternde Wirkung von DMSO voll zum Zuge.

- Infektionen: DMSO wirkt hemmend auf die Vermehrung vieler Viren und Bakterien und scheint darüber hinaus die Resistenz von Bakterien gegen Antibiotika positiv zu beeinflussen, so dass die Wirksamkeit des eingesetzten Antibiotikums verbessert wird und die Gefahr, dass resistente Erreger überleben, sich deutlich verringert.

- Knochenentzündung: Siehe allgemeine entzündungshemmende Wirkung von DMSO.

- Kopfschmerzen. Aufgrund seiner schmerzstillenden Wirkung hilft DMSO auch bei Kopfschmerzen.

- Krampfadern: Aufgrund ihrer entzündungshemmenden und durchblutungsfördernden Wirkung ist DMSO gut dazu geeignet, den Zustand von Krampfadern zu verbessern. Er sorgt dafür, dass sich der Zustand der Venen verbessert, Wasser aus dem Gewebe abgeführt wird und Entzündungszustände verschwinden. In Verbindung mit Heparin sorgt es dafür, dass das Heparin schnell und tief ins Gewebe einbringt und seine Thrombosen verhindernde Wirkung entfalten.

- Lebererkrankungen: Auch Lebererkrankungen mit entzündlichem Charakter wie nicht alkoholischer Hepatitis (NASH) kann DMSO die Entzündung zum Abklingen bringen und den Zustand der erkrankten Leber deutlich verbessern.

- Multiple Sklerose: Die gefürchtete Autoimmunerkrankung Multiple Sklerose (MS) ist letztlich eine degenerative Entzündung der Nervenbahnen. DMSO kann hier helfen, die Entzündung schnell zum Abklingen zu bringen, wenn ein akuter Entzündungsschub auftritt.

- Muskelschmerzen: Nicht nur bei Kopfschmerzen, auch bei Muskelschmerzen aller Art macht sich die schmerzstillende Wirkung von DMSO bemerkbar,

- Narben: DMSO weicht Narbengewebe auf. Narben werden weniger sichtbar und es lässt das Narbengewebe nicht wuchern.

- Neurodermitis: Die antiallergene und antientzündliche Wirkung von DMSO kommt auch bei Neurodermitis zum Tragen. Die Haut beruhigt sich, die Schäden durch die Neurodermitis heilen ab.

- Nervenschmerzen z. B. Ischias: Die schmerzstillende Wirkung von DMSO kommt sogar bei sehr starken Schmerzen wie Ischias zum Einsatz und kann dafür sorgen, dass selbst Patienten mit sehr schweren Nervenschmerzen schon kurze Zeit nach der DMSO-Anwendung eine deutliche Besserung verspüren.

- Radioaktive Strahlung: Angeblich lindert DMSO auch die Schäden durch radioaktive Strahlung. Genaueres dazu konnten wir leider nicht in Erfahrung bringen, so dass diese Angabe mit gewisser Vorsicht zu genießen ist.

- Reizdarmsyndrom

- Restless-Legs-Syndrom

- Rheuma: Auch Rheuma ist eine entzündliche Erkrankung, so dass es nicht weiter überraschend ist, dass DMSO hier schnelle Linderung verschafft.

- Schlaganfall: Wohl eine der beeindruckendsten Wirkungen von DMSO. Wenn es innerhalb von 30 Minuten gegeben wird, hat die Person keinerlei Schäden durch den Schlaganfall.

- Schmerzen: DMSO lindert jeden akuten Schmerz, auch unerträgliche Schmerzen von Knochenverschleiß.

- Schuppenflechte: Es gibt kaum eine Hauterkrankung, bei der DMSO keine positive Wirkung zeigt. Auch bei der Schuppenflechte führt der äußerliche Einsatz von DMSO-Lösung zu einer raschen Besserung der Erkrankung.

- Sonnenbrand: Bei Sonnenbrand beschleunigt DMSO die Heilung und sorgt dafür, dass geringere Schäden durch die Strahlung auftreten.

- Sportverletzungen

- Verbrennungen: Nicht nur konventionelle Schnitt- oder Bisswunden, auch Verbrennungen heilen wesentlich schneller ab, wenn sie mit DMSO behandelt werden.

- Versteifungen: Hier stellt sich eine beginnende Beweglichkeit bereits nach fünf Minuten bei verkrümmten, verhärteten Fingern ein.

- Verstauchungen

- Wunden: Aufgesprüht, verkrusten die Wundränder nicht und die Wunde kann sich schneller schließen. Verschließt selbst starke Wunden bei Tieren, ohne dass eine OP nötig ist. Das Gewebe heilt schnell wieder aus.)

Forschungsergebnisse und Studien zu DMSO

- DMSO dämpft Entzündungen über verschiedene Mechanismen. Es wirkt antioxidativ im Bereich der Verletzung (Role of oxygen-derived free radicals in hemorrhagic shock-induced gastric lesions in the rat.). Eine klinische Arbeit mit 150 Patienten, die unter einer Colitis ulcerosa litten, bestätigte diese Ergebnisse am Menschen. Dabei zeigte sich, dass DMSO Membranen stabilisiert und den unkontrollierten Austritt von Zytoplasma verhindert.

- Eine Arbeit aus dem Jahr 1978 zeigte an 213 Patienten mit Entzündungen im Urogenitaltrakt (Dimethyl sulfoxide in treatment of inflammatory genitourinary disorders.) eine signifikante Verbesserung der Symptomatik dieser Patienten. Daher empfahlen die Autoren den Einsatz von DMSO bei Entzündungsprozessen, die auf nicht-bakterieller Basis oder einem Tumor beruhen.

- Eine Arbeit aus dem Jahr 1967 (Further observations on the effect of dimethyl sulfoxide in patients with generalized scleroderma. (Progressive systemic sclerosis).) untersuchte 42 Patienten mit Sklerodermie, bei denen alle damals üblichen Behandlungsmethoden versagt hatten. Die Autoren sahen bei 26 dieser 42 Patienten ausgezeichnete Verbesserungen des Krankheitsverlaufs und -bildes. Es zeigten sich Veränderungen im betroffenen Gewebe und einsetzende Heilungsprozesse von ischämischen Geschwüren an den Fingern, eine Abnahme von Schmerzen und Steifheit der Glieder und eine Zunahme der Stärke.

- Eine andere Arbeit aus dem Jahr 1985 (Double-blind, multi-center controlled trial comparing topical dimethyl sulfoxide and normal saline for treatment of hand ulcers in patients with systemic sclerosis.) kommt allerdings zu komplett gegenteiligen Ergebnissen. Hier wird sogar von einer „signifikanten Toxizität von DMSO auf die Haut" gesprochen.

- Arthritis ist wie der Name schon ankündigt mit Entzündungen der Gelenke verbunden. Eine antientzündliche Substanz wie DMSO könnte somit bei dieser Indikation helfen. Eine Laborstudie mit Ratten zeigte eine deutliche Besserung des Krankheitsbildes nach der Behandlung mit DMSO (Attenuation of adjuvant arthritis in rats by treatment with oxygen radical scavengers.). Klinische Studien mit Patienten scheint es nur aus den 1960er und 70er Jahren zu geben, leider alle Veröffentlichungen ohne Abstract. Wie es aussieht, ist die Substanz für diese Indikation entweder in Vergessenheit geraten – aus welchem Grund auch immer – oder aber sie hat sich nicht so bewährt seitens Wirksamkeit und Verträglichkeit.

- Dr. de la Torre von der Universität von Chicago stellte 1973 fest, dass bei einer Steigerung des intrakraniellen Drucks (Hirndruck), einem Zustand, der eine intensivmedizinische Überwachung erfordert, DMSO schneller diesen (Über)Druck senkt als andere Medikamente (Dimethyl sulfoxide in the treatment of experimental brain compression). DMSO stabilisiert den Blutdruck, verbessert die Atmung und erhöht die Urinproduktion um den Faktor 5. Außerdem erhöht DMSO den Blutfluss in der Wirbelsäule zu verletzten Arealen. De la Torre setzte seitdem DMSO bei Patienten mit schweren Kopfverletzungen ein, vor allem bei Fällen, bei denen der Hirndruck nicht nachließ, trotz des Einsatzes von Mannitol, Steroiden und Barbituraten.

3.4. DMSO: Kontraindikationen

Einige Menschen leiden an einer Überempfindlichkeit gegen Dimethylsulfoxid. Es versteht sich von selbst, dass in diesen Fällen eine Behandlung mit DMSO zu unterbleiben hat, um Unverträglichkeitsreaktionen oder gar einen allergischen Schock zu vermeiden. Man sollte vor der Erstanwendung immer erst einen Verträglichkeitstest machen, bei dem man eine kleine Menge einer verdünnten DMSO-Lösung mit einem Wattebausch in die Armbeuge gibt, um zu beobachten, ob irgendwelche Unverträglichkeitsreaktionen wie Hautrötungen oder brennen auftreten. Auch bei Hauterkrankungen wie z. B. Schuppenflechte (Psoriasis), Neurodermitis oder einer übermäßigen Verhornung der Haut (Hyperkeratose) ist die Anwendung mit DMSO kontraindiziert. Das Gleiche gilt für Menschen mit schweren Funktionsstörungen der Leber oder Nieren und bei Kreislaufschwäche.

Während der Schwangerschaft und auch während der Stillzeit sollten Frauen ebenfalls keine Behandlungen mit DMSO durchführen. DMSO ist außerdem nicht für die Behandlung von kleinen Kindern unter fünf Jahren geeignet.

Menschen, die regelmäßig Medikamente einnehmen müssen, sollten DMSO ebenfalls nur unter größter Vorsicht verwenden, da DMSO die Aufnahme und Wirkung anderer Medikamente verstärken kann und es bei der Einnahme von verschiedenen Medikamenten bei gleichzeitiger DMSO-Anwendung zu unkontrollierten Wechselwirkungen mit der Gefahr einer Überdosierung kommen kann.

Bei Menschen, die regelmäßig Medikamente einnehmen müssen, ist die Behandlung mit DMSO ebenfalls kontraindiziert oder nur unter größter Vorsicht und in Absprache mit dem behandelnden Arzt zu durchzuführen. DMSO fördert die Aktivität und Aufnahme anderer Medikamente und deren Wirkstoffe durch die Haut. Im ungünstigen Fall kann es dann zu einer Überdosierung kommen und unerwünschte Nebenwirkungen wie Hautreizungen, Hautausschläge und Hautbrennen, Blasenbildung, Ödeme, allergische Reaktionen, Juckreiz, Schwindel, Erbrechen und Bauchkrämpfe sind die möglichen Folgen.

3.5. Erfahrungsberichte

Es gibt jede Menge dokumentierter Erfahrungsberichte, die für jedermann die eindrucksvolle Wirkung von DMSO bei den verschiedensten Krankheiten belegen. Ein besonders beeindruckendes Beispiel hat der DMSO-Forscher Stanley Jacob erlebt. Jacob gehörte zu den ersten Wissenschaftlern, die DMSO konkret auf ihre medizinische Verwendbarkeit untersuchten, und hatte defür eine Reihe von Experimenten durchgeführt. Jacob therapierte sieben Patienten, die allesamt an einer ausgeprägten und sehr schmerzhaften Schleimbeutelentzündung (Bursitis) litten. Die Patienten litten allesamt unter erheblichen Schmerzen und konnten sich ohne fremde Hilfe nur schwer bewegen und waren unfähig, sich selbstständig an- oder auszuziehen, da die durch die Schleimbeutelentzündung verursachten Schmerzen im Schultergelenk einfach zu stark waren. Jede Bewegung der Arme oder des Schultergelenks verursachte den Versuchspersonen erhebliche Schmerzen. Bei einer Behandlung mit herkömmlichen entzündungshemmenden Medikamenten war eine ernsthafte Linderung frühestens nach 14 Tagen zu erwarten. Jacob behandelte die Patienten äußerlich mit DMSO. Die Wirkung war durchschlagend und sowohl für die Patienten als auch für Jacob überraschend: Alle Patienten verspürten schon zwanzig Minuten nach der Behandlung eine deutliche Verbesserung der Schmerzen, einige waren sogar fast schmerzfrei. Alle Patienten konnten nach der Behandlung das entzündete Schultergelenk wesentlich besser und schmerzfreier bewegen als zuvor.

Eine 65-jährige Amerikanerin, die ebenfalls unter einer Schleimbeutelentzündung litt und daneben von starken Phantomschmerzen wegen ihres amputierten Beins geplagt wurde, wurde in einer Klinik in Florida mit DMSO behandelt. Nach der DMSO-Behandlung bildete sich nicht nur die schmerzhafte Entzündung zurück, sondern auch die Phantomschmerzen in dem seit der Amputation nicht mehr existenten Bein waren vollkommen verschwunden – ein überraschendes Ergebnis, mit dem weder die Frau noch die behandelnden Ärzte gerechnet hatten.

Ein 71-jähriger Mann, der unter schweren Krampfadern litt und schon alle möglichen Medikamente und Hilfsmittel wie Kompressionsstrümpfe ausprobiert hatte, bepinselte aus reiner Experimentierfreude seine Krampfadern mit DMSO. In diesem Fall trat die Wirkung nicht ganz so schnell ein, doch nach einigen Tagen verbesserte sich der Zustand der Krampfadern deutlich. Entzündungen und Juckreiz klangen ab und die Krampfadern verkleinerten sich sichtbar, wenn sie auch nicht vollständig verschwanden. (Aber DMSO ist ja auch kein Wundermittel, das wäre zu viel erwartet.)

DMSO ist erstaunlich vielseitig und die Anwendung ist keineswegs auf die Gliedmaßen beschränkt. Bei einem Kleinkind, das unter einer schmerzhaften Mittelohrentzündung litt, wurde versuchsweise DMSO-Lösung direkt in das betroffene Ohr getropft. Die Wirkung war ebenso durchschlagend wie unerwartet: Die Schmerzen waren weg und die Entzündung bildete sich zügig zurück.

Bei einem anderen Kind, das unter einer chronischen Entzündung des Gehörgangs litt und zudem noch von einem ausgedehnten Ekzem an der Ohrmuschel geplagt wurde, wurde ebenfalls ein beeindruckender Erfolg erzielt. Auch diese Erkrankung wurde mit einer Lösung aus verdünntem DMSO behandelt. Der Junge war danach in kurzer Zeit schmerzfrei. Die Entzündung besserte sich und schließlich waren Entzündung und Ekzem schon nach wenigen Tagen vollständig abgeheilt.

Bei einem Achtjährigen, der unter schwerem Pilzbefall an den Unterschenkeln litt, wurde DMSO äußerlich angewendet. Die vom Pilz befallenen Flächen waren jeweils mehr als handtellergroß. Auch in diesem schweren Fall einer Mykose verfehlte das DMSO nicht seine Wirkung. Bereits nach einer dreimaligen Behandlung mit DMSO war der Hautpilz ein für alle Mal verschwunden. Ein beeindruckendes Beispiel für die fungizide Wirkung von DMSO.

Alle diese Beispiele zeigen auf ausgesprochen beeindruckende Weise die Wirkung von DMSO. Dabei sind diese Erfahrungsberichte nur die Spitze des Eisbergs. Längst haben zehntausende von Anwendern in aller Welt eigene Erfahrungen mit DMSO sammeln können. Es gibt zahlreiche Internetforen, in denen sich hunderte von weiteren Erfahrungsberichten finden. Erfahrungsberichte von Menschen, denen

DMSO durchschlagend geholfen hat, echte gesundheitliche Probleme in den Begriff zu bekommen. Egal, ob es sich um die Behandlung von entzündlichen Erkrankungen wie Rheuma oder Arthritis, Ekzemen, Pilzen, Sportverletzungen, Muskelschmerzen, allergischen Reaktionen oder krankhaftem Juckreiz handelt: Mit DMSO wurden durchweg gute Ergebnisse erzielt.

3.7. DMSO und MSM – Schwefel wirkt Wunder

Wie genau DMSO wirkt und warum es so vielseitig einsetzbar ist, ist noch lange nicht ausreichend erforscht. Man weiß zwar heutzutage recht gut, was DMSO alles kann, aber wie das genau funktioniert, ist weitgehend unklar. DMSO ist eigentlich eine recht simple Substanz, wie ein Blick auf die chemischen Summen- und Strukturformel zeigt. Zwei sogenannte Methylgruppen und ein Sauerstoffatom sind mit einem Schwefelatom verbunden. Damit hat DMSO im Vergleich zu vielen anderen Medikamenten einen sehr einfachen Molekülaufbau. Eine Besonderheit ist zweifellos, dass DMSO Schwefel enthält.

Schwefel ist ein unverzichtbares Element, um unseren Körper gesund zu erhalten und er schützt unser wichtigstes Gut: Unsere Gesundheit.

Schwefel ist unglaublich vielseitig und chemisch hochreaktiv. Er kann sich mit fast allen anderen Elementen des Periodensystems verbinden, sowohl in der organischen wie in der anorganischen Chemie. Auf einem fremden Planeten wäre es sogar denkbar, dass dort Lebensformen auf Basis von Schwefel anstatt wie bei uns auf Basis von Kohlenstoff existieren könnten.

Schwefel gehört wie Sauerstoff, Tellur und das radioaktive Polonium zur Gruppe der Erzbildner, den sogenannten Chalkogenen. Eine Tonne Erdgestein enthält im Schnitt etwa 500 Gramm Schwefel. In reiner Form ist Schwefel in der Natur allerdings selten anzutreffen. Große Mengen Schwefel werden bei Vulkanausbrüchen und in der erdölverarbeitenden Industrie freigesetzt.

Schwefel ist ein essentielles mineralisches Element des Stoffwechsels. Im menschlichen Körper stecken insgesamt etwa 150 Gramm Schwefel. Vor allem die Nägel (bis 4 Prozent), Haare und die Knorpelsubstanz, aber auch die Muskulatur (1 Prozent) bergen eine hohe Schwefelkonzentration. Verschiedene Aminosäuren und die aus ihnen aufgebauten Eiweiße nutzen Schwefel als „Legobaustein". Auch in Koenzymen und im Vitamin B pflanzlicher und tierischer Organismen genießt Schwefel Hausrechte. Pflanzen nehmen Schwefel über die Wurzeln in Form von Ionen auf, die dann reduziert und anschließend zur Cystein und anderen organischen Schwefelverbindungen umgebaut werden.

Auch die Kreuzblütengewächse Senf und Raps besitzen schwefelhaltige pilztötende Inhaltsstoffe – die Glucosinolate. In Brokkoli findet sich Sulforaphan, übrigens ein schwefelhaltiger Inhaltsstoff, der das Risiko mindert, an Prostatakrebs zu erkranken. Das Lauchgewächs Bärlauch enthält wichtige Schwefelverbindungen, die unseren Körper von Schwermetallen und anderen Schadstoffen reinigen – vor allem der Darm wird dabei stark entgiftet. Diese schwefelhaltigste Pflanze Europas nutzt man seit Jahrhunderten als heimische Nahrungspflanze.

- Schwefel ist entscheidend am Aufbau des körpereigenen Kollagen beteiligt. Dieses Gerüstprotein gibt dem Bindegewebe Halt. Ohne dies wären wir strukturlose Zellhaufen.

- Die Bildung von Kreatin im Körper ist unmittelbar abhängig von Schwefel; Nägel bestehen z. B. zu 98 Prozent aus Kreatin.

- Einige Vitamine wie Vitamin C, Biotin und Vitamin B werden erst durch Schwefel aktiviert.

- Unser Eiweißstoffwechsel ist weitgehend von Schwefel abhängig. Die schwefelhaltigen und für die Entgiftung der Leber so wichtigen Aminosäuren. Zahlreiche Enzyme, Hormone und das Immunglobulin M des Abwehrsystems bilden sich erst durch den Katalysator Schwefel im Körper.

- Schwefel ist ein bedeutender Rohstoff in der chemischen Industrie. Schwefelsäure ist die meistgenutzte Chemikalie der
Welt, gleichzeitig ist Schwefel als Nährstoffsubstanz am we-
nigsten erforscht.

So wie es den Wasserkreislauf gibt, so existiert auch ein Kreislauf
des Schwefels in der Natur. Abermillionen Tonnen Schwefel wandern
durch Bodenerosion in die Ozeane: das Plankton entzieht dem Wasser
Schwefel und bildet organische Salzverbindungen. Diese werden in
den Ozeanen in das flüchtige Dimethylsulfid, kurz DMS, umgewan-
delt. Als Gas entweicht es in die Hochatmosphäre: Ozon und hoch-
energetisches UV-Licht wandeln es in DMSO und MSM um. Dadurch
bilden sich Kondensationskeime, an denen die Wolken entstehen. Ihr
Abregnen über dem Festland schließt den Kreislauf und führt den Bö-
den erneut organische Schwefelverbindungen zu. Pflanzen nehmen
diese mit der Nahrung aus dem Boden auf und konzentrieren sie um
etwa das Hundertfache in ihrem Organismus.

Bei all diesen segensreichen Auswirkungen von Schwefel im menschlichen Körper, ist es naheliegend, dass die vielfältigen Wirkungen von
DMSO etwas mit dem in dieser Verbindung enthaltenen Schwefel zu
tun haben. Wir nehmen häufig zu wenig Schwefel zu uns und DMSO
liefert dem Körper schnell rasch verfügbaren Schwefel. Es wird im
Körper nach der Einnahme in verschiedene andere Verbindungen auf-
gespalten, unter anderen auch in MSM, das seinerseits wiederum eine
ganze Reihe von segensreichen Wirkungen hat. Ein erheblicher Teil
der Wirkung des DMSO dürfte auf seiner Aufspaltung im Körper in
verschiedene Abbauprodukte beruhen, wobei MSM sicherlich das ist,
das zu einem großen Teil auch für die schmerzstillende und antientzündliche Wirkung von DMSO mitverantwortlich ist.

Schwefel aktiviert gemeinsam mit den B-Vitaminen, Thiamin, Vitamin
C, Biotin und Pantothensäure den Stoffwechsel und sorgt für gesunde
Nerven. Er wirkt erleichternd bei Stress, Allergien, Asthma, Arthri-

tis, Entzündungen, Muskelverspannungen, Verstopfung und Candida. MSM-Schwefel entgiftet den Körper und erhöht die Durchblutung, reduziert Muskelkrämpfe und Rückenschmerzen und lässt Muskeln ausheilen. MSM verfügt über herausragende biomedizinische Eigenschaften. Es beseitigt freie Radikale, hilft bei Nahrungsmittelallergien und Heuschnupfen, regelt die Magensäure und hilft bei Geschwüren, überzieht schützend den Darmtrakt, so dass Parasiten regelrecht davon abgleiten, es hilft bei Überempfindlichkeit gegen Medikamente, verstärkt die Fähigkeit des Körpers, Insulin herzustellen, verbessert den Kohlenhydrat-Stoffwechsel und die Wundheilung.

- MSM lässt sich gegen Arthritis und bei schmerzenden Muskeln oder Krankheiten der Skelettmuskulatur erfolgreich einsetzen, wenn man es mit Vitamin C kombiniert. Ein nicht uninteressantes Resultat, wegen der verkürzten Rekonvaleszenz in der Sportmedizin. Für viele Gifte, die sich im Gehirn ablagern oder sich in den Nervenzellen anreichern können, ist MSM eines der wenigen Antioxidantien, die unsere Blut-Hirn-Schranke überwindet. Schließlich wird organischer Schwefel als „Schleuser" genutzt, um Wirkstoffe durch die äußeren Hautschichten in das tiefer liegenden Gewebe zu transportieren.

4. DMSO: Dosierungen und Anwendung

DMSO kann sowohl innerlich als auch äußerlich angewendet werden. Die äußerliche Anwendung von Dimethylsulfoxid erfolgt üblicherweise über die Haut in Form einer verdünnten Trinklösung, als Salbe, Creme oder Gel. Die innere Anwendung erfolgt in Form einer oral eingenommenen verdünnten Trinklösung oder als Injektionen und Infusionen.

4.1. DMSO: Dosierung

Bei der äußerlichen Anwendung einer verdünnten Lösung, Salbe, Creme oder eines Gels richtet sich das Augenmerk auf die Konzentration der auf die Haut zu tragenden Substanz. Üblicherweise werden die wässrigen Verdünnungen, Salben und Gele gut vertragen, wenn sie mit der Haut in Berührung kommen. Trotzdem sollte immer darauf geachtet werden, dass die Haut nicht zu stark brennt, juckt oder sich rötet. Die Anwendung sollte immer als angenehm empfunden werden. Es wird empfohlen vor der ersten Anwendung die Verträglichkeit zu überprüfen, indem zunächst nur ein Tropfen DMSO aufgetragen und 20 Minuten abgewartet wird. Erst danach sollte DMSO großflächig verwendet werden.

Die innerliche Anwendung mit DMSO in Form von Infusionen oder Injektionen sollte nur von gut ausgebildeten Therapeuten und Ärzten durchgeführt werden.

4.2. DMSO-Konzentrationen und Anwendungsbereiche

Bei einer Behandlung mit DMSO sollten einige Richtlinien bezüglich der Konzentration und der Anwendungsbereiche berücksichtigt werden. DMSO wird nicht in hochkonzentrierter Form (99,8 Prozent) angewendet, da dann die Gefahr einer Überdosierung besteht, die starke

Nebenwirkungen hervorrufen kann.

Empfohlene Richtlinien für DMSO-Konzentrationen und Anwendungsbereiche:

- DMSO 75%ige Lösung: Füße, Beine, Warzen, Aphten, Furunkel
- DMSO 50%ige Lösung: Rumpf, Arme, Hals
- DMSO 25%ige Lösung: Gesicht, Kopf, Ohren, Nase, Mund
- DMSO 15%ige Lösung: In steriler Form für Injektionen
- DMSO 1%ige Lösung: Augen

4.3. DMSO: Die sechs Behandlungsprinzipien im Überblick

Bei der Anwendung von DMSO gibt es sechs sehr wichtige Grundregeln zu beachten, damit Sie sich nicht gefährden und das Mittel seine volle Wirkung entfalten kann. In der Literatur werden zur praktischen Anwendung von DMSO sechs Anwendungsprinzipien hinsichtlich der Lagerung und Konzentration von DMSO, dem Kontakt zu Kunststoffen, der Sauberkeit- und Reinigungsmaßnahmen sowie Hinweise zu möglichen Hautirritationen und der unangenehmen Geruchsentwicklung formuliert:

1. Die richtige Lagerung von DMSO

Lagern Sie DMSO bei Raumtemperatur und zwar in einer braunen Glasflasche. Beachten Sie, dass DMSO schon bei 18,5 Grad in den festen Zustand übertritt und dann zu einer kristallinen Form erstarrt. Sollte es versehentlich dazu gekommen sein, können Sie das DMSO in einem warmen Wasserbad wieder verflüssigen. Es ist wichtig, dass Sie die Substanz in einer Glasflasche lagern. Verwenden Sie keine Kunststoffgefäße.

2. Vermeiden Sie jeden Kontakt mit Kunststoffen

DMSO ist ein sehr starkes Lösungsmittel. Achten Sie darauf, dass es bei Lagerung und Anwendung nicht mit Kunststoffen jeglicher Art in Berührung kommt. Das schließt auch Kunstfasertextilien, lackierte Oberflächen, PVC-Böden und Kunstleder mit ein. Das DMSO kann entweder den Kunststoff selbst angreifen und anlösen oder Stoffe wie Weichmacher und Farbstoffe aus dem Kunststoff herauslösen. Das so verunreinigte DMSO würde diese Stoffe bei der Anwendung dann in Ihre Blutbahn transportieren – mit schwer absehbaren Folgen. Bewahren Sie das DMSO also immer in einer Glasflasche auf und vermeiden Sie jeden Kontakt mit Kunststoffen.

3. Die richtige Konzentration ist entscheidend

Auch wenn DMSO als 99,8%ige Lösung verkauft wird, so wird es doch niemals pur angewendet, da es sonst zu Überdosierungen und Vergiftungserscheinungen kommen kann. DMSO wird normalerweise mit Wasser verdünnt.

Die dabei verwendete Konzentration kann je nach Anwendungsgebiet sehr unterschiedlich hoch sein. Das Spektrum bei der Anwendung von DMSO-Lösungen liegt zwischen 75%ig bei äußerlicher Anwendung an Beinen und Füßen und 0,5%ig bei Anwendung als Augentropfen.

Wenn Sie bei der äußerlichen Anwendung von DMSO ein unangenehmes Gefühl bekommen oder es zu sichtbaren Hautirritationen oder allergischen Reaktionen wie Schwellungen kommt, sollten Sie den betroffenen Bereich mit reichlich Wasser abspülen und abwaschen, um eine weitere Aufnahme von DMSO durch die Haut möglichst zu unterbinden. Ernsthafte Unverträglichkeitsreaktionen auf DMSO kommen jedoch eher selten vor.

4. Sauberkeit und Reinigung vor der Behandlung mit DMSO

Bevor Sie DMSO auf die Haut auftragen, sollten Sie den betreffenden Bereich zunächst gründlich reinigen und dann mit viel Wasser abspülen. Es sollten keine Seifenreste zurückbleiben. DMSO ist ein starkes Lösungsmittel und es kann sonst passieren, dass Chemikalien aus Kosmetika, Deodorants, Duschgels oder Umweltgifte mit dem DMSO aus der Haut gelöst werden und dann bei der Anwendung mit in den Blutkreislauf transportiert werden. Dem DMSO ist es egal, was gelöst und transportiert wird. Wenn sich Verunreinigungen auf der Haut befinden, werden die genauso gelöst und von der DMSO-Lösung in die Blutbahn transportiert, wie die gewünschten Wirkstoffe.

5. Mögliche Hautirritationen durch DMSO

Bei der Anwendung von DMSO kann es zu Hautirritationen kommen. Die Erscheinungen können verschiedenartig auftreten: Juckreiz, Brennen, Kribbeln oder vorübergehende Rötungen sind mögliche Reaktionen der Haut auf die Anwendung von DMSO. Achten Sie darauf, dass solche Irritationen im Rahmen bleiben. Die Anwendung von DMSO sollte nicht als unangenehm empfunden werden. Wenn eine übermäßige Hautreaktion in Form von Brennen, Jucken oder Rötungen auftritt, sollte die Behandlung durch Abwaschen des DMSO mit reichlich Wasser unterbrochen werden. Es empfiehlt sich, vor der Erstbehandlung einen Verträglichkeitstest zu machen.

6. Geruchsentwicklung durch DMSO

Leider kann sich bei einer Behandlung, bei der DMSO verwendet wird, ein unangenehmer Geruch in der ausgeatmeten Luft bemerkbar machen. Es handelt sich um einen Geruch, der durch Schwefelverbindungen entsteht, die beim Abbau des DMSO zwangsläufig entstehen. Der Geruch wird als an Knoblauch, Austern oder Fischsoße erinnernd beschrieben. Ein Grund zur Beunruhigung ist das Phänomen nicht: Der Geruch ist zwar etwas lästig, verschwindet aber nach Ende der Anwendung binnen zwei bis drei Tagen wieder vollständig.

4.4. DMSO: Toxizität und Vorsichtsmaßnahmen

Dimethylsulfoxid in konzentrierter Form ist eine Art Zellgift und verfügt dementsprechend über eine zytotoxische Wirkung auf die Körperzellen. DMSO ist außerdem bekannt für eine sehr durchlässige Wirkweise durch die Haut oder Zellwände im Organismus und kann dadurch die menschlichen Zellen schädigen oder gar abtöten. Aus diesem Grund sollte eine äußere und innere Anwendung mit DMSO auch nur in verdünnter Konzentration erfolgen, damit sich eine positive Wirkung entfalten kann. Eine längere äußere und innere Anwendung und Einwirkung von hochkonzentriertem DMSO kann erhebliche Schäden an den Nerven mit Zittern, Krämpfen und Lähmungen einerseits oder schweren Schäden an den Nieren und der Leber verursachen.

DMSO wird auch gerne als eine Art Trägersubstanz für die auf der Haut angewendeten Arzneimittel, z. B. Salben, Gele oder Tinkturen verwendet, damit die entsprechenden Wirkstoffe, z. B. Vitamin B12, verstärkt in den Körper transportiert werden können. Die in DMSO gelösten Substanzen können sehr leicht vom Organismus und der Haut aufgenommen werden, das Gleiche gilt jedoch auch für mögliche Kontaktgifte, die über den gleichen Wirkmechanismus ebenfalls in den menschlichen Organismus gelangen und dort Schäden verursachen. Aus diesem Grund wird auch vor jeder äußerlichen Behandlung mit DMSO die gründliche Reinigung der Hautbereiche empfohlen, um Nebenwirkungen zu vermeiden.

Sie sind im Zweifel bei der Anwendung von DMSO immer auf der sicheren Seite, wenn Sie die Behandlung zunächst mit einer geringeren als der empfohlenen Dosierung beginnen und dann erst einmal in Ruhe beobachten, ob es zu Unverträglichkeitsreaktionen kommt oder nicht. Sie können die Dosierung bei der Folgebehandlung dann immer noch erhöhen. Wie gesagt, ernsthafte Unverträglichkeitsreaktionen bei der Anwendung von DMSO sind die absolute Ausnahme, die Substanz ist sehr sicher. Das bekannte Schmerzmittel Aspirin ist in der Anwendung möglicherweise risikoreicher als DMSO, können hier doch allergische Schockreaktionen und innere Blutungen auftreten. Vom Markt genommen wurde das Medikament deswegen keineswegs.

Bei sachgemäßer Anwendung gibt es wirklich keinen Grund, bei

DMSO irgendwelche Bedenken zu haben. Das Mittel ist sicher, erprobt, seit über 100 Jahren bekannt und seine Eigenschaften sind bestens erforscht. Zugegebenermaßen ist seine genaue Wirkungsweise im menschlichen Körper noch nicht bis ins letzte Detail erforscht, aber das ist bei dem bekannten Schmerzmittel Paracetamol, das frei verkauft werden darf, auch nicht anders. Bis heute weiß man nicht genau, wie die fiebersenkende und schmerzstillende Wirkung von Paracetamol zustande kommt. Da sollte man dann auch bei der Anwendung von DMSO nicht so kleinlich sein...

5. DMSO: Spezielle Anwendungen

Laut dem Naturwissenschaftler und Buchautor Dr. Hartmut Fischer kann man die verschiedenen Wirkungen von DMSO auf folgenden Nenner bringen: DMSO unterstützt und bewirkt – auch bei schwerwiegender Schädigung von Gewebe – die Neuordnung und Regeneration der Zellen oder schützt den Körper vorbeugend.

5.1. Hilfreich bei Krebs?

Es gibt Stimmen, die der Ansicht sind, dass DMSO auch bei Krebserkrankungen helfen kann. Diese Wirkung ist aber wissenschaftlich nicht belegt und nach Meinung des Autors eher spekulativ. Allerdings lohnt es sich sicherlich, in dieser Richtung weiter zu forschen, immerhin könnte es sein, dass sich tatsächlich eine – wissenschaftlich abgesicherte – Anwendungsmöglichkeit für DMSO ergibt. Zum gegenwärtigen Zeitpunkt sollte aber niemand auf die Idee kommen, zugunsten von DMSO auf eine schulmedizinische Krebsbehandlung zu verzichten.

Fischer, der ein umfassendes Handbuch über die Anwendung von DMSO geschrieben hat, stellt die Überlegung an, dass DMSO auch zum Einsatz in der Krebstherapie geeignet sein könnte. Freiverkäufliche Substanzen wie DCA (Dichloressigsäure), rechtsdrehende Milchsäure oder Alpha-Liponsäure könnten verbesserte Heilerfolge bei der Behandlung von bösartigen Tumoren erzielen, wenn sie zur Wirkungsverstärkung mit DMSO kombiniert werden würden. Angeblich beeinflussen alle drei Stoffe die Zellfunktionen positiv.

Dichloressigsäure hat angeblich die erstaunliche Fähigkeit, die Selbstzerstörung von entarteten Krebszellen auszulösen. In einem Bericht zu diesem Thema in FOCUS Gesundheit heißt es dazu: „Evangelos Michelakis von der University of Alberta beobachtete im Laborversuch, dass das Minimolekül die Rückbildung unterschiedlicher Tumore von

Lunge, Brust und Gehirn bewirkt."

Leider ist DCA ätzend und schwer löslich und kann unter normalen Umständen von den Körperzellen nur schwer aufgenommen werden. Die Frage ist, wie man das DCA im Körper an seinen Bestimmungsort bringt. Hier kommt wieder einmal DMSO zum Einsatz. DCA löst sich problemlos in DMSO. Das DMSO wird auch hier – wie bei vielen anderen Arzneimitteln – als Transportmittel eingesetzt, mit dessen Hilfe die DCA problemlos in den Körper eingeschleust und an ihren Bestimmungsort gebracht werden kann.

Krebszellen produzieren sehr große Mengen an linksdrehender Milchsäure, welche das umliegende Gewebe schwächt und schädigt. Rechtsdrehende Milchsäure hingegen fördern den gesunden aeroben Stoffwechsel und können ebenfalls mithelfen, die Mitochondrien zu reaktivieren.

Auch die Alpha-Liponsäure ist ein essentieller Bestandteil des Mitochondrienstoffwechsels, wobei sie als Koenzym auftritt. Zudem benötigt der Körper diesen Stoff, um verbrauchte Antioxidantien wie Vitamin C, Vitamin E, Koenzym Q10 und Glutathion zu erneuern.

5.2. DMSO und MMS

Schon seit etlichen Jahren macht der Amerikaner Jim Humble Schlagzeilen mit seinem „MMS". MMS steht wahlweise für „Miracle Mineral Supplement" oder auch „Master Mineral Solution". Nun hat MMS mit Mineralien nichts aber auch gar nichts zu tun, es sei denn, man will das Bleichmittel Natriumchlorit als „Mineral" bezeichnen. MMS ist eine Natriumchloritlösung, die laut Erfinder Jim Humble ein hochwirksames Medikament gegen alle möglichen Beschwerden sein soll. Allerdings ist die Wirkung von MMS im Gegensatz zu DMSO keineswegs wissenschaftlich erwiesen und es gibt jede Menge kritische Stimmen, die die Anwendung von MMS als Humbug bezeichnen. Schließlich wird Natriumchlorit sonst als Bleichmittel und zum Desinfizieren von Schwimmbädern verwendet. Von den Gesundheitsbehörden wird die Behandlung mit MMS klar als Quacksalberei eingestuft und ausdrücklich vor der Anwendung gewarnt. Wahrscheinlich nicht zu Unrecht, denn Natriumchlorit ist ein industrielles Bleichmittel, das im menschlichen Körper unserer Meinung nach nichts verloren hat.

In Kanada ist MMS verboten, in den USA wird von der FDA vor der Einnahme von MMS gewarnt. Fakt ist, bei der Anwendung von MMS entsteht Chlordioxid im Körper. Chlordioxid ist giftig, ätzend und ein hochwirksames Bleich- und Desinfektionsmittel. Im menschlichen Körper hat es nichts verloren.

Nun, mittlerweile hat Jim Humble entdeckt, dass sich nicht nur mit MMS gutes Geld verdienen lässt und so empfiehlt er jetzt auch DMSO, um die Wirkung von MMS zu verstärken. Wahrscheinlich wird die Wirkung von MMS durch DMSO tatsächlich verstärkt, was die Wahrscheinlichkeit von Vergiftungserscheinungen erhöht. Man kann nur hoffen, dass diese fragwürdige Unterstützung keinen Schaden anrichtet. Jedenfalls rückt die Zulassung von DMSO als Medikament sicher nicht näher, wenn es in Verbindung mit dubiosen Therapiemethoden wie MMS gebracht wird.

Wir raten in diesem Buch von jeder Kombination von DMSO mit MMS ab.

5.3. DMSO in der Tiermedizin

Es kann kaum überraschen, dass DMSO auch bei Tieren ausgezeichnet wirkt. Die schmerzstillenden und entzündungshemmenden Eigenschaften von DMSO kommen auch bei der Anwendung an Hunden und Pferden zum Tragen. Bei Pferden wird DMSO seit Langem eingesetzt, um bei Muskel- und Gelenkschmerzen Linderung zu verschaffen und Entzündungen zum Abheilen zu bringen. Dabei wird es nicht nur äußerlich angewendet, sondern beim Pferd auch intravenös.

Auch bei Hunden, die unter Erkrankungen des Bewegungsapparates oder unter äußeren Verletzungen leiden, kann DMSSO erfolgreich äußerlich angewendet werden. Insgesamt findet DMSO in der Tiermedizin derzeit deutlich mehr Anwendung als in der Humanmedizin.

5.4. DMSO und Kortison

Bekanntlich kann DMSO als Trägersubstanz für alle möglichen Medikamente dienen. Besonders segenreich ist die Wirkung von DMSO in der Therapie mit Kortison. Kortison kann in höheren Dosen schon nach nur 14 Tagen Anwendung schwere Nebenwirkungen hervorrufen, darunter das sogenannte „Cushing-Syndrom", bei dem es zu massiver Gewichtszunahme und Einlagerung von Wasser kommt, wodurch die Patienten aufgedunsen und verunstaltet wirken.

Der Verstärkungsfaktor von DMSO liegt im Fall von Kortison bei 10 bis 1000, so dass es möglich ist, mit einem Bruchteil der Kortisonmenge, die man bei einer herkömmlichen Anwendung geben würde, die gleiche Wirkung zu erzielen, Dabei kann man in der Dosierung weit unterhalb der sogenannten „Cushing-Schwelle" bleiben, so dass es bei der Anwendung des Kortisons zu keinen Nebenwirkungen kommt. Zudem wird die entzündungshemmende Wirkung des Kortions durch das DMSO zusätzlich unterstützt.

5.5. DMSO zur Behandlung von Sklerodermie

Sklerodermie ist eine ernsthafte Erkrankung und kann tödlich enden. Glücklicherweise tritt sie nicht häufig auf. Bei Sklerodermie kommt es zu Verhärtungen des Bindegewebes. Das kann sich auf die Haut beschränken, kann aber innere Organe mit einbeziehen. Das Bindegewebe der Lunge, der Nieren, der Speiseröhre und des Herzens gilt als besonders gefährdet. Die Ursache der Sklerodermie ist nicht genau bekannt. Genetische Faktoren und krankhafte autoimmunologische Prozesse sind nachgewiesen worden.

Bei der Sklerodermie kommt es zu Verhärtung der Haut, die ihre Elastizität verliert. Schließlich büßen Gliedmaßen ihre Beweglichkeit ein, Augenlider lassen sich nicht mehr schließen, die Hände deformieren in einer gekrümmten Haltung.

DMSO wurde mit Erfolg zur Behandlung von Sklerodermie eingesetzt und kann offenbar das Fortschreiten der Verhärtungen verhindern. Wenig verwunderlich, da DMSO ja auch eingesetzt werden kann, um Verhärtungen von Narbengewebe zu beseitigen. Eine endgültige Heilung gibt es bei Sklerodermie noch nicht, jedoch kann die Krankheit manchmal von sich aus zum Stillstand kommen.

6. DMSO kaufen

Es gibt nur wenige fertige Medikamente im Handel, die DMSO enthalten. Noch dazu kommt, dass in Deutschland DMSO nur bis zu einem Wirkstoffgehalt von 15 Prozent frei verkauft werden darf, darüber ist ein Rezept erforderlich, um DMSO zu kaufen. Es gibt jedoch Alternativen, so kann DMSO im Chemikalienhandel ohne Probleme erworben werden.

6.1. Wo bekomme ich in Deutschland DMSO?

In Deutschland ist reines DMSO in medizinischer Qualität in Chemikalienhandlungen und in diversen Onlineshops erhältlich, die sich auf den Vertrieb von DMSO und anderen Präparaten der alternativen Medizin spezialisiert haben. Es gibt auch Händler, die DMSO über Amazon vertreiben, so dass es kein großes Problem darstellt, in Deutschland reines DMSO in medizinischer Qualität zu erwerben. Es gibt auch einige Apotheken, bei denen Sie sich DMSO-Salben und Gele nach Bedarf anmischen lassen können. Für einen Wirkstoffgehalt von über 15 Prozent ist jedoch ein Rezept vom Arzt erforderlich. Mit einem Arzt im Rücken, der ebenfalls an der Anwendung von DMSO interessiert ist, ist es also durchaus möglich, sich auch individuelle Rezepturen mit DMSO in der Apotheke anmischen zu lassen. So gibt es einen Anbieter, der DMSO-Salben mit ohne Zusatz von Ibuprofen als Schmerzmittel anbietet – frei verkäuflich mit bis zu 15 Prozent DMSO, auf Rezept auch mit mehr.

Bei Amazon erhalten Sie eine beachtliche Vielfalt sowohl an reinem DMSO in Flaschen als auch in Form von verschiedenen Gels oder Salben zum Auftragen auf die Haut. Lesen Sie beim Kauf auf Amazon immer die Beschreibung und die Erfahrungsberichte genau durch. Kaufen Sie am besten nur DMSO, das ausdrücklich als „von pharmazeutischer Qualität" gekennzeichnet ist, da Sie nur bei diesem DMSO die Gewähr haben, dass das Produkt wirklich frei von Fremdstoffen ist, die ansonsten bei der Anwendung mit dem DMSO in die Blutbahn eindringen können. Am besten ist es, wenn Sie pharmazeutisches DMSO in braunen Glasflaschen kaufen, da das DMSO so am besten vor Zersetzung durch Sonneneinstrahlung und Verunreinigung durch Fremdstoffe aus dem Aufbewahrungsbehälter geschützt ist.

6.2. Was ist bei Kauf und Lagerung zu beachten?

Daneben ist DMSO auch in technischer Qualität erhältlich. Dieses DMSO ist für den Einsatz in der Industrie bestimmt und hat einen geringeren Reinheitsgrad als das medizinische DMSO. Es ist deswegen auch wesentlich billiger. Es lohnt sich aber nicht, hier auf den Preis zu schauen, denn aufgrund seiner Fähigkeit, Stoffe in den menschlichen Körper zu transportieren, würde man beim Einsatz von technischem DMSO auch alle darin enthaltenen Verunreinigungen mit aufnehmen. Deswegen: DMSO immer nur in medizinischer Qualität kaufen. Es lohnt sich wirklich nicht, hier am falschen Ende zu sparen.

Kaufen Sie DMSO nur in Glasflaschen und lagern Sie es auch nur in Glasflaschen. Verwenden Sie keine Kunststoffbehälter, da praktisch alle gebräuchlichen Kunststoffe von DMSO angegriffen werden. Ideal ist eine Glasflasche mit eingeschliffenem Glasstopfen, wie sie für Chemikalien verwendet wird. Sie haben dann die Gewähr, dass keinerlei Verunreinigungen des DMSO während der Lagerung auftreten können.

6.3. Sonstiges Zubehör

Um DMSO sinnvoll anwenden zu können, brauchen Sie zusätzliches Equipment. Zumindest, wenn Sie DMSO-Lösungen mit unterschiedlichen Konzentrationen selbst zu Hause anmischen wollen. Um das DMSO sauber abmessen zu können und die richtige Verdünnung herstellen zu können, ist ein Messzylinder aus Glas mit Kubikzentimeter-Maßstab eine gute Idee. Außerdem wäre es gut, wenn Sie sich zudem eine Glaspipette besorgen (zum Abmessen kleiner Flüssigkeitsmengen). Ein oder zwei Bechergläser und ein Glastrichter können ebenfalls sinnvoll sein. Aufbewahren sollten Sie das DMSO immer in braunen Glasflaschen, keinesfalls in Kunststoffflaschen oder gar in Getränke- oder anderen Flaschen, die für Lebensmittel verwendet werden.

Sie bekommen alle notwendigen Utensilien problemlos in einem Fachhandel für Laborbedarf oder können ansonsten auch alles völlig unkompliziert und stressfrei bei Amazon bestellen – dort bekommt man inzwischen ja fast alles.

Fazit

Eins muss in aller Deutlichkeit gesagt werden: DMSO ist kein Wundermittel. Einige der angepriesenen Anwendungsmöglichkeiten, zum Beispiel der Einsatz gegen Krebszellen, sind weder wissenschaftlich belegt noch liegen dazu hieb- und stichfeste Erfahrungswerte vor. Es kann nur dringend davon abgeraten werden, auf eigene Faust Krebsbehandlungen mit DMSO durchzuführen, solange nicht alle anderen Behandlungsmethoden eingesetzt wurden oder ausgeschöpft sind. Auch von der Kombination von DMSO mit fragwürdigen „Alternativen Heilmitteln" wie dem berüchtigten „MMS" muss dringend abgeraten werden.

Davon abgesehen ist DMSO aber eine Substanz mit einem erstaunlichen medizinischen Potential. Es ist fast universell gegen alle möglichen Arten von Schmerzen und Entzündungen einsetzbar. Es wirkt schnell, umfassend und ist dabei, was Nebenwirkungen und Unverträglichkeitsreaktionen betrifft, wenigstens ebenso sicher wie viele seit Langem im Handel befindlichen Schmerzmittel wie z. B. Aspirin oder Paracetamol.

Es wirkt daneben auch gegen Infarkte, Krampfadern und andere Gefäßerkrankungen, kann bei Schlaganfällen Folgeschäden vermeiden und vieles mehr.

Der Einsatz von DMSO durch den Privatanwender braucht ein klein wenig Vorkenntnisse, sofern DMSO-Lösungen selbst angemischt werden. Es gibt einige Regeln, die im Umgang und bei der Lagerung von DMSO-Lösungen beachtet werden müssen. Ist das der Fall, ist die Anwendung von DMSO auch für den Laien unproblematisch und sicher.

Warum DMSO von der Pharmaindustrie seit über 40 Jahren trotz seines enormen Potentials links liegen gelassen wird, darüber kann nur spekuliert werden. Dieses Buch hat hoffentlich dazu beigetragen, seinen Lesern das ganze, erstaunliche Potential von DMSO als Heilmittel zu verdeutlichen. Hoffen wir, dass DMSO zum Nutzen der Menschheit in Zukunft wieder verstärkt zum Einsatz kommt und möglichst viele Menschen über die Anwendung von DMSO und seine erstaunlichen Heilwirkungen informiert werden.

Allen Lesern, die an weiterführenden Informationen zum Einsatz von DSMO interessiert sind, sei die Lektüre des großen DMSO-Handbuches von Fischer empfohlen. Im deutschsprachigen Raum ist es DAS Standardwerk zum Thema und beinhaltet überaus umfangreiches Material und detaillierte Informationen zur praktischen Anwendung von DMSO.

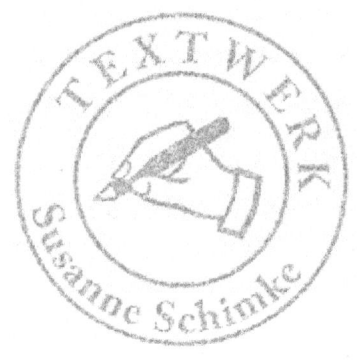

www.ingramcontent.com/pod-product-compliance
Lightning Source LLC
Chambersburg PA
CBHW051252170526
45165CB00004B/1684